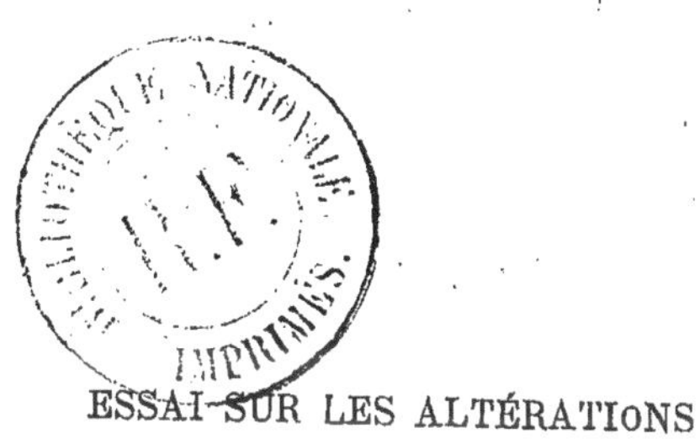

ESSAI SUR LES ALTÉRATIONS

DES

NERFS CRANIENS

DANS LA

PARALYSIE GÉNÉRALE

ESSAI

SUR LES

ALTÉRATIONS DES NERFS CRANIENS

DANS LA

PARALYSIE GÉNÉRALE

PAR

Lazare TARDY,

Docteur en médecine de la Faculté de Paris,
Ancien interne en médecine (asile Sainte-Anne, Paris),
Ancien chef de Clinique ophthalmologique.

PARIS

A. PARENT, IMPRIMEUR DE LA FACULTÉ DE MÉDECINE

29-31, RUE MONSIEUR-LE-PRINCE, 29-31

1877

ESSAI SUR LES ALTÉRATIONS

DES

NERFS CRANIENS

DANS LA

PARALYSIE GÉNÉRALE

INTRODUCTION.

L'idée première de ce travail nous a été inspirée il y a deux ans par le grand nombre de paralytiques généraux que nous avons observés pendant notre internat à l'asile Sainte-Anne. Nous étions certes loin de penser alors que nous allions aborder un sujet presque inconnu, où tout était à faire et où nous trouverions peu de travaux à consulter ; mais grâce à l'obligeance de M. Magnan, médecin à l'asile Sainte-Anne, et de MM. Hanot et Remy, chefs de clinique de la Faculté, cette thèse nous a été rendue plus facile.

Nous ne nous dissimulons pas les lacunes nombreuses qui doivent exister dans notre travail, mais nous espérons que nos juges voudront bien nous tenir compte de l'absence de toute monographie antérieure et de la dissémination des documents relatifs à notre sujet dans les publications spéciales, dont une partie a dû forcément nous échapper, et qu'ils nous pardonneront, en faveur de notre bonne volonté, les imperfections de notre travail.

Les troubles fonctionnels des organes innervés par les nerfs crâniens, dans le cours de la paralysie générale, sont assez bien connus aujourd'hui; mais on est beaucoup moins avancé à l'endroit des conditions anatomo-pathologiques auxquelles ces troubles fonctionnels peuvent être subordonnés. Néanmoins, il existe déjà un certain nombre d'observations où les auteurs ont signalé dans cette affection des lésions indiscutables de ces nerfs.

De prime abord, il n'y a rien là qui doive étonner, car le processus de l'encéphalite interstitielle diffuse est éminemment progressif.

Cantonné le plus souvent, au début, dans les circonvolutions frontales, son siége capital, prépondérant, peut se rencontrer, à un moment donné, dans les autres départements de l'encéphale, et s'étendre même à la moelle, où, dans plusieurs observations M. Westphall a trouvé une sclérose latérale; M. Magnan, une sclérose diffuse; MM. Voisin et Hanot, l'altération des cellules nerveuses des cornes antérieures. (*Archives de Virchow*, 1868. — *Thèse de M. Magnan*, 1866. — *Société de Biologie*, 1872.)

Aussi bien dépasse-t-il plus ou moins rapidement l'aire des circonvolutions pour se propager à la pie-mère, à l'arachnoïde, quelquefois même à la dure-mère, comme à l'épendyme des ventricules.

On comprendrait donc difficilement l'innocuité des nerfs crâniens, cette annexe si directe de l'encéphale; et de fait, ainsi que nous l'avons déjà dit, on les a trouvés maintes fois lésés; mais il convient d'insister sur ce point.

La paralysie générale est avant tout et par-dessus tout une affection des circonvolutions cérébrales; toutes les autres altérations ne sont pour ainsi dire que des lésions de propagation, en quelque sorte accidentelles, et qui ne doivent jamais occuper que le second plan.

Voici ce que nous trouvons dans la thèse de M. Marcel-Grellière, 1875, ayant pour titre : *Études sur l'atrophie musculaire dans la paralysie générale des aliénés.*

Grâce aux travaux de MM. Magnan, Vestphall, Meynert, Zubinoff, Mierzejewski, etc., etc., d'importantes données ont été fournies à l'étude de la paralysie générale des aliénés. Ce qu'on sait très-bien aujourd'hui, c'est que l'altération des couches corticales du cerveau est plus intense qu'on ne le supposait à première vue, et que souvent les lésions dépassent les points où on les croyait cantonnées pour s'étendre à d'autres portions de l'encéphale, et même parfois se généraliser à l'axe cérébro-spinal tout entier.

A ne s'en tenir qu'aux lésions des circonvolutions, il faut savoir qu'elles frappent à la fois les trois grands groupes d'éléments que celles-ci renferment, c'est-à-dire : les vaisseaux, les éléments nerveux et la trame conjonctive.

L'altération des vaisseaux est la plus constante : elle se présente la première et précède les lésions plus profondes de la substance nerveuse.

Dans un premier degré, on distingue surtout l'augmentation du nombre des noyaux, sur les parois des capillaires et l'extravasation d'éléments lymphatiques plus ou moins nombreux dans la gaîne lymphatique des vaisseaux. Plus tard, ce sont de véritables anévrysmes miliaires, des épanchements sanguins avec rupture des parois capillaires et des vaisseaux d'un plus petit calibre avec l'aspect vitreux homogène de leurs parois; enfin la dégénérescence graisseuse des parois des vaisseaux. Les altérations des éléments nerveux n'ont été bien étudiées que dans ces dernières années.

Les divers observateurs ne sont point encore complètement d'accord, mais ce qui paraît bien démontré, c'est que ces lésions sont des plus profondes. Voici les principaux résultats auxquels sont parvenus les anatomo-pathologistes qui se sont occupés le plus de la question.

Tigges a trouvé dans les cerveaux des paralytiques un processus de prolifération des cellules ganglionnaires très-actif, et surtout une prolifération des noyaux dans ces cellules. Meynert confirme ces résultats qu'admet également Hoffman de Meeremberg.

Mesched a décrit les différentes phases de détritus moléculaires du protoplasma des cellules nerveuses chez les paralytiques généraux. Le processus commence par l'imbibition congestive et le gonflement parenchymateux des cellules, et finit par leur dégénérescence pigmento-graisseuse, principalement dans les cellules de la couche médiane de substance grise. Dans un travail plus récent (*Journal de psychiatrie*, 1868), Meynert a repris à nouveau l'analyse de ces lésions, et voici en résumé les modifications qu'il admet :

1° La transformation vasculaire du noyau.

2° La division nucléaire simple ou multiple.

3° Le gonflement hydropique de la cellule ganglionnaire, qui se démontre par l'agrandissement de son volume, par son aspect hyalin et les contours noirs du noyau dans l'intérieur du protoplasma.

4° La sclérose ou le gonflement sclérotique des cellules ganglionnaires. Les cellules gonflées sont entourées d'un bord noir, qui paraît plus prononcé d'un côté que de l'autre. Le protoplasma des cellules, considérablement augmenté, est devenu homogène, et réfracte fortement la lumière; toute la cellule présente des contours très-accusés, qui sont quelquefois anguleux ou dentelés. Les prolongements des cellules sont renflés en massue, et paraissent plus nombreux.

5° La destruction moléculaire du protoplasma. Le protoplasma est trouble, rempli en partie de grains de différents volumes qui réfractent fortement la lumière, et en partie d'une masse moléculaire. Le protoplasma est très-souvent séparé du noyau par une ceinture hyaline; les contours du protoplasma ont l'aspect d'un détritus informe qui entoure imparfaitement le noyau gonflé en forme de ballon.

6° Le ratatinement des cellules ganglionnaires de la substance grise des hémisphères est accompagné de l'amoindrissement du volume des cellules;

Ces cellules sont opalescentes, mais la forme physiologique du noyau reste intacte.

Un des élèves les plus distingués de Meynert, le Dr Lubinoff, a pleinement confirmé les résultats avancés par Meynert.

A ne s'en tenir qu'à la clinique de l'affection, il semblerait démontré *à priori* que les nerfs crâniens, au moins certains d'entre eux, sont fréquemment atteints dans la paralysie générale; mais de ce qu'on y observe des troubles des fonctions auxquelles concourent les nerfs crâniens (altération de l'odorat, du goût, de la phonation, etc.), on n'est pas en droit de conclure à un état morbide des nerfs correspondants.

Par le fait seul des lésions profondes des circonvolutions et des désordres psychiques qu'elles déterminent dès le début, l'obtusion du goût, de l'odorat, l'hésitation de la parole, l'imperfection de la déglutition, etc., peuvent s'expliquer sans qu'on doive fatalement faire intervenir un changement survenu dans les parties constitutives des nerfs qui peuvent être mis en cause....

L'amoindrissement de l'*idéation*, de la mémoire, de la perception en général, etc., rendrait compte des différents symptômes fonctionnels, qu'on est tenté tout d'abord de rattacher à des lésions des nerfs crâniens eux-mêmes.

Cependant, il n'en est pas moins vrai que si, dans certaines autopsies, il est difficile de trouver dans l'état de ces nerfs l'explication de symptômes observés pendant la vie, on ne peut nier que dans d'autres cas, on rencontre, pour fournir cette explication, des lésions manifestes. Et nous croyons que le plus souvent en pareil cas, les symptômes observés offraient aussi quelque chose de plus accusé, de plus insolite.

C'est justement la description complète, l'analyse détaillée de ces lésions qui manquent encore à l'histoire de la paralysie générale.

La lecture attentive de la plupart des observations indique qu'on ne peut guère que tracer les désiderata sur ce sujet.

Les nerfs crâniens en général se composent, comme on sait, de deux parties bien distinctes :

1° Un ou plusieurs noyaux d'origine encore inconnue pour certains d'entre eux.

2° Un ou plusieurs rameaux nerveux constituant le tronc principal.

On a bien peu étudié jusqu'ici l'état de ces noyaux dans la paralysie générale ; cependant, il n'est pas inutile d'insister à l'heure actuelle sur ce point, qu'avant d'affirmer qu'un nerf crânien est sain, même sur les apparences du filet nerveux, il faut de toute nécessité procéder à un examen exact et complet des noyaux d'origine. Et d'autant que l'analogie conduit à penser qu'il est possible, sinon probable, que ces noyaux peuvent être directement lésés, au moins quelquefois, dans le cours de la paralysie générale.

C'est qu'en effet, la paralysie générale frappe, dans les circonvolutions, non-seulement le tissu conjonctif, mais encore et au moins au même titre, les cellules nerveuses qu'elles contiennent, comme nous avons pu le voir dans ce que nous avons rapporté du travail de Mierzejewski.

La désintégration si hâtive, si profonde, si générale de ces cellules, est certainement un des faits les plus essentiels, les plus significatifs de l'affection.

Serait-ce donc une circonstance bien inattendue que de trouver frappées du même travail morbide les cellules nerveuses de ces noyaux, des nerfs crâniens, dont l'analogie de constitution avec la substance grise des circonvolutions n'a pas besoin d'être développée ici ?

Dans six cas, où il s'agissait de malades arrivés à l'âge moyen de la vie, et à différentes périodes de l'affection, M. Michaud a examiné les noyaux d'origine des nerfs bulbaires, et a trouvé leurs cellules nerveuses plus ou moins granuleuses, comme on les rencontre même à l'état normal en général après 48 ans ; mais il n'a pas rencontré ces altérations profondes de forme et de volume, qui caractérisent la véritable atrophie primitive.

Voici une note que nous avons extraite du travail de M. Michaud, *sur l'état anatomique* du bulbe rachidien dans la paralysie générale progressive :

« Les troubles de la parole et de la déglutition que l'on observe chez les paralytiques généraux, offrent, au moins dans certains cas, une grande analogie avec quelques-uns des symptômes de la paralysie labio-glosso-laryngée.

« Cette analogie est parfois si frappante, qu'on est conduit à se demander s'il n'y aurait pas une véritable paralysie labio-glosso-laryngée dans la paralysie générale, e si la première de ces maladies ne serait pas un des traits du tableau si étendu et si complet de la seconde. »

La question envisagée au point de vue purement clinique pourrait être résolue affirmativement : on trouve, en effet, dans la paralysie générale, sauf de légères différences, la plupart des signes dont l'ensemble constitue la forme clinique désignée sous le nom de paralysie glosso-laryngée : trouble de la parole, depuis le simple embarras jusqu'à l'abolition complète; tremblement de la langue et des lèvres, gêne de la déglutition, etc., etc....

Mais si l'on se place au point de vue anatomique, on sera conduit à une conclusion toute différente.

En effet, la paralysie labio-glosso-laryngée, au point de vue de l'anatomie pathologique, est une affection qui frappe primitivement les noyaux du bulbe, et secondairement les muscles qui reçoivent leur innervation de ces noyaux.

La paralysie générale nous offre-t-elle quelque chose d'analogue?

Nous avons examiné plusieurs fois des bulbes de paralytiques généraux et sur des coupes multipliées, nous avons toujours constaté l'intégrité à peu près complète des amas bulbaires de substance grise. Les noyaux de l'hypoglosse, en particulier, conservent toutes leurs cellules, quelques-unes peut-être de ces cellules sont un peu moins grandes et ont des prolongements moins développés qu'à l'état normal ; mais de là à l'atrophie de ces mêmes noyaux, telle qu'elle a été constatée par MM. Charcot et Joffroy dans les paralysies labio-glosso-laryngée, il y a loin.

D'un autre côté, si nous avons trouvé dans la langue

des paralytiques généraux quelques fibres granuleuses ou atrophiées, nous avons constaté que la grande majorité était parfaitement normales ; il en est de même des muscles du larynx.

Ces lésions peu prononcées s'expliquent suffisamment par l'altération générale que subit la nutrition chez les aliénés paralytiques. L'état anatomo-pathologique du bulbe, sauf bien entendu, les complications, ne rend pas un compte suffisant des symptômes glosso-laryngés de la paralysie générale. On arrive donc, par exclusion, à chercher plus haut les points de départ de ces symptômes, et à les rapporter à une altération du cerveau proprement dit; or, cette altération est réelle et constante, sans parler des cas où l'on trouve une périencéphalite diffuse, nous pouvons affirmer que, dans les cas assez nombreux, où l'examen, à l'œil nu le plus minutieux, ne fait pas constater la plus légère adhérence de la pie-mère à la substance grise, il existe néanmoins une lésion de cette substance grise.

L'examen microscopique de coupes minces, coloriées par le carmin, permet d'étudier cette lésion que nous ne faisons que signaler ici, et qui consiste essentiellement dans l'atrophie et les disparitions des grandes cellules multipolaires des circonvolutions. Concluons donc : l'anatomie pathologique, en nous montrant, d'une part, une intégrité à peu près complète du bulbe ; d'autre part, une altération de la substance grise du cerveau, nous mène naturellement à penser que les troubles de la parole et de la déglutition dans la paralysie générale, ne sont pas d'origine bulbaire, mais bien d'origine cérébrale. Pour ce qui est de la parole, par exemple, elle est embarrassée, et même quelquefois abolie, non parce que le bulbe malade ne se prête plus à la formation et à la combinaison des mouvements, qui concourent au langage articulé, mais parce que les phénomènes cérébraux, qui consistent dans la conception des idées et dans le choix des mots appropriés, ne s'exécutent plus ou s'exécutent mal.

L'observation clinique très-attentive confirme d'ailleurs cette conclusion, en nous montrant que, quelques-uns de ces symptômes se présentent dans une de ces maladies avec certaines paticularités que l'on ne retrouve pas dans l'autre.

Dans un cas cependant, M. Hanot (Société de biologie, 1872) a vu, chez une femme qui succomba, deux ans après le début de la maladie, une désintégration avancée des noyaux de l'hypoglose. La malade avait été emportée par une série d'attaques qui durèrent dix jours environ, et pendant lesquelles on avait noté une déviation en dehors des commissures, une gêne très-considérable de la phonation, de la déglutition, et une dyspnée toujours croissante; il y avait altération granulo-graisseuse très-manifeste des fibres de la langue. D'ailleurs, il peut sembler probable que ce n'était là qu'une complication exceptionnelle, comme l'atrophie rapide qui frappe, chez le même malade, différentes masses musculaires des membres, et qu'un examen ultérieur démontra liée à une altération réelle des cellules nerveuses des cornes antérieures de la moelle.

Voici du reste les observations de MM. Voisin et Hanot tirées des mémoires de la Société de biologie, 1872.

P..., âgée de 33 ans, entrée le 7 décembre 1871, morte le 13 janvier 1872.

Cette femme était tombée malade au mois d'août 1871. Au mois de décembre, à son entrée à l'hôpital, elle présentait les principaux signes classiques de la paralysie générale, mégalomanie, tremblement des mains et de la langue tirée hors de la bouche, ânonnement de la parole, inégalité pupillaire, incertitude de la marche.

L'appétit est conservé et l'embonpoint notable ; aucune lésion appréciable des organes thoraciques ou abdominaux. A la fin de décembre, la malade eut deux de ces attaques apoplectiques dites congestives.

Nous recherchions l'état de la contractilité musculaire après ces attaques, lorsque le 2 janvier 1872, nous constatâmes que cette contractilité avait sensiblement diminué dans les muscles fléchisseurs à l'avant-bras, surtout à l'avant-bras droit, et à un certain degré aussi aux muscles du mollet.

Ces mêmes masses musculaires paraissent, au palper plus flasques moins pleines. La mensuration donne les résultats suivants :

Partie moyenne du bras, à droite, 0,21 ; à gauche, 0,21. Tiers supérieur de l'avant-bras, à droite, 0,195 ; à gauche 0,24. Tiers supérieur de la jambe, à droite, 0,27 ; à gauche, 0,28.

La contractilité est restée aussi développée qu'à l'ordinaire, aux muscles de la face, du thorax, de l'abdomen, des bras, des mains, des cuisses.

Ces mêmes muscles ne semblent point avoir subi de modification de volume et de résistance.

La malade a perdu l'appétit ; elle a beaucoup de peine à se tenir debout et reste au lit. Apyrexie.

6 janvier. — La malade ne se lève toujours pas, et ne prend que du potage ; la parole est beaucoup plus embarrassée qu'à l'ordinaire. Apyrexie

Partie moyenne du bras, à droite, 0,21 ; à gauche 0,21. Tiers supérieur de l'avant-bras, à droite, 0,185 ; à gauche 195. Tiers supérieur de la jambe, à droite, 0,265 ; à gauehe, 0,275. Même diminution de la contractilité au niveau des mêmes muscles ; rien de particulier pour les autres masses musculaires.

Même diminution de la contractilité au niveau des mêmes muscles rien de particulier pour les autres masses musculaires.

Avec le harpon de M. Duchenne, nous prenons quelques parcelles de tissu sur les muscles atrophiés : examinées au microscope, les fibrilles présentent une altération granulo-graisseuse très-nette, et une multiplication abondante de noyaux sur le sarcolemme.

Le 9. La malade est toujours dans le même état ; elle reste au lit, ne mange presque pas, et éprouve une difficulté toujours croissante à s'exprimer. Elle a vomi à plusieurs reprises. D'ailleurs, langue humide sans enduit anormal ; nulle trace d'affection des organes thoraciques ou abdominaux. Température axillaire, 37,6. Pouls 72.

Partie moyenne du bras à droite, 0,205; à gauche, 0,205. Tiers supérieur de l'avant-bras, à droite, 0,180; à gauche 0,185. Tiers supérieur de la jambe, à droite, 0,255; à gauche, 270. Il n'y a pas de paralysie.

La malade soulève encore ses bras et ses jambes; mais ces mouvements s'accompagnent de légers tremblements, et la malade laisse bientôt retomber ses membres sur son lit.

Il n'y a eu aucun point de modification notable de la sensibilité.

Les 10 et 12. La malade a encore eu plusieurs vomissements. Pas de diarrhée.

Même état des membres sous le rapport de la mensuration, des modifications de contractilité électrique, de la motricité et de la sensibilité. Pas d'amaigrissement notable de la face, qui, cependant est tirée, fatiguée.

Température axillaire, 37,6. Pouls 78.

Le 12. La malade est prise d'une attaque apoplectiforme qui l'enlève le lendemain.

Autopsie. — La dure-mère crânienne ne présente aucune lésion.

L'arachnoïde et la pie-mère encéphalique offrent une teinte rouge presque uniforme.

Les circonvolutions latérales dans presque toute leur étendue, et la dernière circonvolution frontale de l'hémisphère droit, sur la région supérieure et latérale de cet hémisphère, sont recouvertes d'un caillot noirâtre, étalé, infiltré dans l'épaisseur du tissu cellulaire sous arachnoïdien, et qui se détache facilement avec la membrane de la périphérie de l'hémisphère.

Pie-mère louche, épaissie, plus ou moins altérée par places, très-adhérente à la substance corticale, qui est entraînée irrégulièrement quand on enlève la membrane. Pas d'hémorrhagie, pas de foyer de ramollissement, pas d'anévrismes miliaires dans les différentes parties de l'encéphale.

La dure-mère rachidienne est normale en presque tous les points.

Sur la pie-mère et l'arachnoïde, légères arborisations des capillaires et des veines notablement distendues. A la portion cervicale, au niveau de la moitié de la face postérieure, sur une étendue d'un centimètre environ, les méninges sont louches, épaissies, confondues ensemble.

Ce même épaississement, cette même opalescence, s'observent à la région dorsale, en arrière, encore sur une étendue de 2 centimètres au niveau des racines de la cinquième et de la sixième paire intercostale.

Sur toutes les racines vnereuses, aucune altération appréciable à l'œil nu.

Au microscope, on ne trouve sur les tubes nerveux des racines et des nerfs correspondants aucun corps granuleux; les cylindres de myéline sont intacts, ainsi que les gaînes de Schwan.

Un certain nombre de coupes ont été faites sur la portion cervicale de la moelle, après durcissement convenable par l'acide chromique et coloration par la teinture ammoniacale de carmin.

La substance blanche n'est que fort peu altérée, çà et là, surtout dans les cordons latéraux et postérieurs, quelques tractus conjonctifs épaissis; quelques tubes nerveux dont le diamètre est sensiblement diminué. La névroglie de la substance grise n'est point intéressée; il y a par places prolifération nucléaire à peine ébauchée. Il n'en est plus de même pour les cellules nerveuses des cornes antérieures.

Celles-ci présentent des modifications très-accentuées, qui frappent au premier coup d'œil.

Toutes les cellules ne sont pas atteintes : dans chaque groupe, antérieur, postérieur et externe, les cellules malades paraissent irrégulièrement mélangées aux cellules saines, en proportion variable sur les coupes faites à différents niveaux.

D'une façon générale, il semble qu'il y ait environ deux cellules modifiées sur trois. Ce n'est que sur certaines de ces coupes que le nombre des cellules transformées est sensiblement plus grand sur la corne droite.

La lésion ne se montre pas non plus au même degré sur toutes les cellules.

Toutes celles qui ont été frappées par le travail morbide, sont comme farcies de granulations jaunâtres que ne colore pas la teinture de carmin. Certaines ne présentent d'anormal que cette pigmentation. Leurs prolongements, leur noyau et leur nucléole ont la configuration ordinaire.

D'autres ont perdu tout ou partie de leurs prolongements : d'autres encore ont pris une forme plus ou moins régulièrement sphérique.

Ces dernières sont notablement atrophiées et ont perdu leur noyau et leur nucléole.

A la portion dorsale de la moelle, ~~sur des~~ coupes préparées par le même procédé, l'épaississement des tractus conjonctifs, au niveau des cordons latéraux et postérieurs, est moins marqué encore qu'à la région cervicale; la substance grise y est aussi notablement moins altérée.

La névroglie est sensiblement intacte: quelques cellules nerveuses seulement sont atteintes, et leur alteration ne va pas au delà de la pigmentation jaunâtre.

A la région lombaire, le degré d'altération des cellules nerveuses est intermédiaire, en quelque sorte, à ce qu'on observe à la région cervicale et à la région dorsale : plus avancé d'une façon générale que dans la première, moins accusé que dans l'autre.

Sur toutes les coupes, les cellules des cornes postérieures sont à l'état sain ; les vaisseaux dilatés et comme bossués par places sur eur paroi externe, çà et là, noyaux plus abondants qu'à l'état normal.

Un certain nombre de coupes ont été pratiquées sur le bulbe, nous n'y avons trouvé modifié que le noyau du nerf grand hypoglosse, où quelques cellules présentent les mêmes altérations que les cellules nerveuses des cornes antérieures de la moelle.

Les muscles de l'épitrochlée, surtout à droite, ne sont pas aussi consistants que les autres; ils s'écrasent facilement sous le doigt, et au lieu de la coloration rouge foncée ordinaire, ils offrent une teinte rouge orangé.

Au microscope, sur des faisceaux de fibres musculaires préparées à la teinture ammoniacale de carmin, on note, sur un grand nombre de ces fibres une altération granulo-graisseuse assez avancée, avec prolifération des noyaux. Cette même altération se rencontre sur les muscles de la langue.

Les autres principaux groupes musculaires ne présentent aucune modification à l'examen microscopique.

Les différentes articulations sont intactes.

Tous les organes thoraciques ou abdominaux sont sains.

A ne s'en tenir qu'à ces observations encore incomplètes, on peut croire que dans bon nombre de cas la substance grise, d'origine des nerfs crâniens, reste indemne bien qu'exceptionnellement elle puisse être à son tour envahie par le processus morbide, dans des proportions, à des conditions, avec des résultats qui sont à déterminer.

On le voit donc, de plus amples recherches sont nécessaires encore pour projeter sur ce point quelque lumière; mais la question est plus avancée à propos des filets eux-mêmes de nerfs crâniens, et il existe déjà quelques documents à ce sujet.

Il va sans dire qu'il faut tout d'abord laisser de côté cet état d'infiltration sous lequel se présentent les nerfs crâniens, comme d'ailleurs l'encéphale tout entier, à l'autopsie des paralytiques généraux qui ont succombé à une certaine période de la maladie.

On conçoit facilement qu'il n'y a rien là qui puisse donner la clef des troubles fonctionnels, quelquefois si particuliers, qui se produisent souvent, même dès le début.

On observe assez souvent à la première période de la paralysie générale une obtusion plus ou moins accusée de l'odorat, et qui peut aller jusqu'à l'abolition complète. Ici, d'ailleurs, comme pour tous les autres sens, les hallucinations sont rares, et cela s'explique facilement, parce que les circonvolutions, ces instruments de l'idéation et de tous ses modes, mémoire, imagination, sont déjà profondément désorganisés.

Il faut remarquer aussi, si on se rappelle que la lésion de la paralysie générale frappe surtout et dès le début les lobes frontaux et les méninges voisines, et que d'autre part les bandelettes olfactives affectent avec ces mêmes lobes les rapports les plus intimes, il faut remarquer, dis je, que ces troubles prématurés de l'olfaction semblent pouvoir s'expliquer *a priori* par une propagation facile du processus morbide. Et en réalité, si dans certains cas, on a trouvé ces bandelettes sensiblement intactes, il n'en est, pas toujours de même. On les a alors trouvées comprises véritablement confondues dans l'épaississement de la portion de la pie-mère qui recouvre la face inférieure du lobe frontal ; quand on essaye d'enlever la pie-mère au niveau des bandelettes, on en enlève une partie, le reste adhérant aux circonvolutions sous-jacentes. En même temps, ces bandelettes peuvent être atrophiées, d'un aspect grisâtre, et présenter à l'examen microscopique une altération scléreuse plus ou moins avancée.

Il n'y a ici que deux hypothèses à faire, toutes réserves maintenues à l'endroit des noyaux d'origine : le plus probable est que cet état des bandelettes olfactives est directement surbordonné à l'inflammation chronique de la pie-mère qui, plus où moins épaissie, peut finir par irriter, comprimer les bandelettes et y déterminer les modifications dont il s'agit.

Si on se rappelle que la piemérite chronique est elle-même véritablement subordonnée à l'encéphalite, lésion première et essentielle de la paralysie générale, on sera également moins disposé à croire que l'altération des bandelettes olfactives soit directe, primitive, comme la lésion des circonvolutions.

En pareil cas, cette altération n'offrirait pas non plus ce caractère de contingence qui n'en fait qu'une complication relativement accidentelle.

Les troubles de l'organe de la vue ne sont pas rares dans le cours de la paralysie générale : le trouble le plus grave, sans contredit, est l'amaurose, qui se produit le plus souvent à une période assez avancée de la maladie; elle se traduit par une série de modifications ophthalmoscopiques de la papille qui, d'après M. Galezowski, se succèdent dans l'ordre suivant : hyperémie, anémie et atrophie. (*Union médicale*, 1869.)

A l'autopsie de ces malades, on a trouvé les nerfs optiques, les chiasma et les bandelettes optiques, grisâtres, atrophiées, plus ou moins réduites en fibrilles conjonctives.

Mémoires de la Société de biologie. Magnan, 1868. — Des troubles de l'appareil de la vision chez les malades atteints de paralysie générale.

M. Galezowski, après des recherches assez nombreuses en particulier à la Salpêtrière, avait indiqué l'anémie et l'atrophie progressive de la papille toutes les fois que la vue était troublée chez les malades atteints de paralysie générale. Depuis cette époque, cet habile ophthalmologiste nous a indiqué un œdème peripapillaire que l'on rencontrerait sous forme d'un cercle brunâtre. Nous avons voulu vérifier par nous-même ces différents faits, et nous avons examiné indistinctement tous les malades atteints de paralysie générale soumis à notre observation : nous avons pu nous assurer que, dans au moins les deux tiers des cas, on ne trouvait aucune altération du fond de l'œil. Les modifications que l'on constate sont par ordre de fréquence : une altération particulière du système vasculaire, dans laquelle on aperçoit le long des vaisseaux qui partent du centre de la papille un liseré d'un gris pâle, régulier, existant des deux côtés du vaisseau, s'étendant en général d'une façon uniforme dans toute sa largeur. Ce liseré se montre sur les artères, rarement sur les veines, où il est aussi moins développé. Cette altération diffère d'un liseré un peu jaunâtre que l'on trouve dans quelques cas de démence sénile sur les vaisseaux, et plus particulièrement aussi sur les artères; liseré qui est irrégulier, qui présente des inégalités sur ses bords et parfois des interruptions dans son parcours. Cet aspect des vaisseaux, dans quelques cas de paralysie et de démence sénile, est en rapport avec ce que nous savons des changements anatomiques survenant dans les parois des vaisseaux du cerveau dans ces deux maladies : sclérose dans la paralysie générale; athérome dans la démence sénile.

Ces deux formes de liseré diffèrent de l'aspect un peu louche, diffus, que présentent les coutours des vaisseaux et plus particulièrement des veines dans le voisinage de la pupille dans quelques cas d'œdème de la rétine.

Quand ce liseré des vaisseaux existe chez les paralytiques, on le trouve en général dans les deux yeux; toutefois il peut manquer dans l'un des yeux, et même ne se montrer que sur un seul vaisseau.

L'œdème péripapillaire a aussi des caractères particuliers : il est brunâtre et présente quelquefois un reflet gélatineux; il n'obscurcit pas en général le contour de la papille ; il n'est pas toujours continue quelquefois même il ne se montre que dans un tiers ou dans un quart de la circonférence. Les vaisseaux au niveau de ce cercle œdémateux ferment un petit crochet et sont à ce niveau quelquefois un peu masqués.

L'anémie papillaire et l'atrophie de la papille sont des lésions peu réquentes qui se montrent avec les caractères que M. Galezowski a si bien décrits.

Nous avons trouvé dans quelques cas une congestion de la papille avec teinte rosée et aspect un peu trouble de la papille, dilatation des artères et surtout des veines; de plus, apparition plus nette des petits vaisseaux péripapillaires. Cette hyperemie papillaire s'est montrée chez des paralytiques à la première période ; c'est sans doute le premier degré du travail morbide qui, plus tard, aboutit à l'anémie et à l'atrophie.

Quand au mode de production de cette sclérose optique, tous ne pouvons que répéter ce que nous disions à propodes bandelettes olfactives.

Sans doute, il est rationnel de penser qu'elle peut être une manifestation directe quoique tardive de l'affection ; mais on peut lui appliquer aussi le mécanisme qui semble si probable pour la sclérose des bandelettes olfactives et en placer le point de départ dans la pie-mère, qu'en pareil cas, on peut voir transformée en une membrane nacrée, épaissie, fibroïde, au niveau des nerfs atteints : parfois ceux-ci sont comme étranglés au point où ils semblent traverser la membrane sclérosée.

Cette façon de voir rendrait compte de la rareté relative, comme de la production tardive de cette complication : on sait, en effet, que la portion de la pie-mère, qui s'étend entre la limite postérieure de la face inférieure des lobes frontaux et la protubérance, est souvent encore à peu près intacte, alors que la pie-mère, qui recouvre la convexité du cerveau, est déjà profondément altérée. A une période assez avancée, cette portion peut être à son tour le siége d'une inflammation chronique manifeste, et c'est justement dans les cas où le processus y semble être à son maximum, qu'on rencontre la lésion des nerfs optiques, comme parfois aussi des autres nerfs de l'œil.

Toutefois comme on le verra par les observations qui vont suivre, il faut admettre que les névrites peuvent se développer en même temps que l'encéphalite, et primitivement comme elles. Les troubles fonctionnels de la troisième, de la quatrième et de la sixième paire ont été plusieurs fois signalés ; dans un certain nombre d'observations, il est question soit de l'une ou l'autre variété de strabisme, déviation du globe de l'œil en dedans, en dehors, en haut, en bas ; soit de la saillie ou de l'affaissement de l'organe de la vue, symptôme indiqué par M. Moreau, et qui, selon la remarque de M. Magnan, est bien dû, comme l'a démontré M. Sappey à une modification morbide de l'activité des muscles de l'œil. Le nystagmus, comme dans l'observation de MM. Hanot et Voisin, et la chute de la paupière supérieure ont été vus aussi. Quant aux troubles pupillaires, ils sont devenus classiques, et s'ils ne sont pas aussi fréquents que l'affirment certains auteurs, on les rencontre néanmoins assez souvent.

Quoi qu'il en soit, et à en juger seulement par les autopsies relatées et d'ailleurs souvent incomplètes, il n'est pas certain que ces symptômes puissent toujours être rapprochés, dans un rapport de cause à effet, d'une lésion bien nette des nerfs correspondants. Cependant les observations suivantes donnent à croire justement qu'il en est peut-être parfois ainsi, et que dans certains cas accentués on aura l'occasion de trouver ces nerfs atrophiés plus ou moins complètement, convertis en tissu fibrillaire, et probablement encore par le mécanisme dont nous avons déjà parlé.

Observation (recueillie par M. Hanot, chef de clinique de la Faculté). — Paralysie générale. — Périnévrite et névrite des nerfs moteurs oculaires communs. Atrophie des nerfs, moteurs oculaires communs et du moteur oculaire externe du côté droit. — Nystagmus.

Madame X..., âgée de 30 ans, entrée à l'hospice de la Salpêtrière, dans le service de M. Voisin, le 22 décembre 1870, morte le 3 avril 1872. Cette femme était entrée à l'hospice le 23 décembre 1871, avec tous les symptômes d'une paralysie générale avancée.

Le 26 mars 1872, elle fut prise de fièvre, de toux ; expectoration de crachats rouillés, et présenta des râles crépitants dans tout le poumon droit. Les symptômes s'aggravent et la malade meurt le 3 avril. Pendant les six derniers jours qui précédèrent sa mort, la malade offrit un nystagmus très-prononcé des deux yeux : les deux globes oculaires se portaient presque continuellement dans tous les sens, avec une très-grande rapidité; d'ailleurs, il n'y eut aucune autre convulsion.

Jusqu'au début de sa maladie, pas plus que pendant la maladie elle-même, on ne s'était jamais aperçu du moindre trouble du côté de l'organe de la vision.

A l'autopsie, on a trouvé le poumon gauche farci de tubercules miliaires, et le poumon droit criblé de petites cavernes autour desquelles le tissu pulmonaire s'est enflammé.

Dans le crâne la dure-mère est saine, mais on rencontre toutes les lésions classiques de la paralysie générale : adhérence de la pie-mère et de la substance corticale : prolifération des noyaux conjonctifs des circonvolutions : cellules cérébrales déformées, pigmentées, vaisseaux granulo-graisseux. A la base, la portion de l'arachnoïde, qui s'étend comme un pont entre les deux nerfs moteurs communs, est épaisse, louche, étranglant en quelque sorte les deux nerfs. Ceux-ci, surtout le droit, qui est diminué de volume, ont un aspect grisâtre, une consistance plus dure. Au microscope, après le durcissement par l'acide chromique et la coloration avec le carmin, on trouve leur gaîne parsemée de noyaux conjonctifs et les travées, qui soutiennent les faisceaux de fibres nerveuses, plus visibles, notablement plus épaisses par places : çà et là, quelques fibres nerveuses ont disparu et sont remplacées par une substance amorphe colorée par le carmin. Le moteur oculaire externe droit est considérablement atrophié et réduit à deux filaments séparés très-ténus ; il n'y a pas de méningite bien apparente à la face antéro-supérieure de la protubérance et du bulbe. Les noyaux des nerfs moteurs oculaires, les muscles des yeux n'ont pas été examinés au microscope.

Observation due à l'obligeance de M. Magnan, médecin de l'asile Sainte-Anne.

Paralysie générale. Amaurose. Perte de l'odorat, de l'ouïe et faiblesse des membres inférieurs.

Autopsie. — Névrite interstitielle de la 1re, 2e et 3e paire, de la 6e paire. — Myélite interstitielle diffuse. — Encéphalite interstitielle diffuse avec foyers disséminés d'altération plus avancée. — Ramollissement nécrobiotique circonscrit.

D. Guillaume, 40 ans, galochier, entre au bureau d'examen le 25 avril 1868.

Ce malade a été arrêté ayant pris un hareng à un étalage. A son arrivée, il présente de l'affaiblissement intellectuel avec diminution de la mémoire, du délire de satisfaction et quelques idées ambitieuses, de l'hésitation de la parole, du tremblement de la langue, de l'inégalité pupillaire avec irrégularité du contours de la pupille droite et léger strabisme.

A l'examen ophthalmoscopique, on voit à droite une pupille pâle à contours réguliers; un liseré fin grisâtre sur les artères, une distension inégale des veines. — A gauche, la pupille paraît physiologique, la circulation nerveuse est gênée.

Août 1869. — Facultés intellectuelles très-affaiblies, délire ambitieux, multiple, incohérent, absurde; embarras de la parole, tremblement des mains, pupilles resserrées.

Novembre. — D'après les renseignements de M. Lescure, interne de M. Dagonet, D. Guillaume a présenté depuis le mois d'août plusieurs attaques épileptiformes, la démence a augmenté. La vision, l'ouïe et l'odorat se sont progressivement affaiblis et abolis Les pupilles dilatées restent immobiles sous l'influence de la lumière. Les objets portés devant les yeux ne provoquent aucun dérangement des paupières ni des globes oculaires. Les bruits violents, les interpellations vives ne font point détourner le malade; des odeurs très-pénétrantes ne paraissent pas être perçues.

La sensibilité générale est obtenue, le pincement provoque toutefois de légers mouvements. — L'embarras de la parole est extrême, le langage incompréhensible; la langue, les lèvres et les mains sont tremblantes; la marche est difficile, chancelante; le séjour au lit est permanent. La mort survient le 7 décembre 1869.

Autopsie. — Les méninges cérébrales sont épaissies, infiltrées, laiteuses, adhérentes. L'épendyme ventriculaire est épaissi, résistant, très-granuleux à la paroi supérieure du 4e ventricule. La couche corticale présente par places une teinte gélatineuse dans sa portion superficielle. — Les portions de substance plus malades, d'un gris transparent, ont de 2 à 3 centimètres d'étendue et ne dépassent point profondément la partie moyenne de la couche corticale. — Tout autour la substance cérébrale présente sa coloration normale légèrement grisâtre. A la partie postérieure de l'hémisphère gauche se trouve une plaque de ramollissement superficiel, de l'étendue d'une pièce de deux francs d'une teinte jaunâtre (feuille morte) : les méninges déprimées à ce niveau et épaissies adhèrent à cette portion ramollies : le ramollissement occupe principalement la couche corticale et n'atteint que la portion la plus superficielle de la substance blanche.

Les nerfs olfactifs plus résistants, plus aplatis qu'à l'état normal, présentent au milieu une teinte blanche d'autant plus marquée qu'ils sont d'un gris gélatineux sur les bords dans toute leur longueur; ils semblent ainsi formés de trois rubans juxtaposés; un médian tout blanc, deux latéraux grisâtres.

Les nerfs moteurs oculaires externes sont plus grêles, aplatis et légèrement grisâtres. — Les nerfs auditifs ont une teinte grisâtre, mais leur volume ne semble pas notablement modifié; les nerfs *faciaux* paraissent normaux. Les méninges rachidiennes sont épaissies, finement injectées, opalines par places. — En quelques points des régions dorso-lombaires, on voit de petites lamelles uniformes appendues à l'arachnoïde. Les coupes de la moelle montrent une teinte grisâtre dans la partie antérieure des cordons postérieurs, surtout dans la région dorsale; les autres cordons présentent des lignes grisâtres rayonnées allant de la périphérie au centre séparés par des espaces complètement blancs.

L'examen microscopique à l'état frais fait voir dans les portions gélatineuses de la couche corticale des noyaux abondants granuleux au milieu d'une substance finement grenue : le noyau des petites cellules arrondies est plus volumineux et infiltré de granulations, quelques-unes pigmentaires légèrement roussâtres. L'espace compris entre le noyau et la paroi est trouble et finement grenu ; on aperçoit auss de grosses cellules fortement granulées et pigmentées; quelques-unes rès-distendues tendent à prendre une forme vésiculeuse; il en est dans lesquelles on n'aperçoit plus le noyau. — Les capillaires à parois épaissies et couverte de noyaux offrent aussi des granulations et des corps granuleux en grand nombre; en colorant par le carmin, on aperçoit, sur quelques-uns de ces corps granuleux, provenant d'éléments cellulaires en voie de régression, un noyau qui s'est coloré par le carmin ; les autres corps granuleux moins régulièrement arrondis sont dépourvus de noyaux et paraissent formés par des granulations simplement agglomérées.

Nerfs olfactifs. — Hyperplasies conjonctives ; nombreux noyaux en voie d'évolution avec quelques fibres plastiques; granulations graisseuses assez grosses, isolées en grand nombre dans toutes les préparations et infiltrant la gaîne lymphatique de His; cylindres d'axe dépouillés de myéline, tubes à aspect grenu, quelques tubes normaux.

Nerfs optiques. — Nerfs auditifs. Altération moins avancée, granuations plus fines, les unes isolées, les autres agglomérées sur la paroi des vaisseaux sur laquelle on aperçoit en outre des cristaux hématiques.

Les nerfs de la 6e paire présentent une altération moins avancée. Les artères de la rétine offrent une paroi très-épaissie; les veines sont bosselées et inégales.

Réflexions. — Un vol à l'étalage d'un objet insignifiant a été l'occasion de la séquestration de D... Guillaume, dont les antécédents nous sont restés inconnus. Au moment de son entrée, il présente déjà des signes de paralysie générale, et à cette époque aussi, l'examen ophthalmoscopique montre dans l'œil droit une atrophie commençante de la papille. Il est donc probable que la lésion a occupé simultanément les centres nerveux et leurs prolongements. A mesure que la maladie progresse, on voit en effet se dessiner du côté des sens des phénomènes qui témoignent d'une altération profonde des nerfs; d'autre part la faiblesse des membres inférieurs indique aussi que la moelle se trouve compromise. Ces signes cliniques, nous l'avons vu, sont en rapport avec les lésions anatomiques. L'autopsie nous montre en outre dans la couche corticale des foyers partiels d'irritation plus complète, dans lesquels l'aspect des éléments nerveux indique une lésion à la fois interstitielle et parenchymateuse. On trouve en effet sur les grosses cellules cet état de pigmentation et d'infiltration granuleuse que M. *Meschède* considère comme la caractéristique de la paralysie générale. Ce n'est pourtant là qu'une lésion accidentelle, une phase ultime de l'altération, mais non l'altération elle-même, pas plus que les productions purulentes, la dégénérescence colloïde, etc.... quand ils existent n'en sont les lésions caractéristiques. On doit en tenir compte comme fait accidentel, mais c'est tout. C'est ainsi que la plaque de ramollissement nécrobiotique de l'hémisphère gauche ne peut être considérée que comme une lésion accessoire surajoutée aux lésions constantes.

Observation empruntée au travail inédit sur l'étude clinique de la paralysie, par M. Magnan.

Ambliopie en 1863. Début de la paralysie générale en 1867. Maladie confirmée en 1868. Abaissement de la paupière supérieure gauche. Faiblesse des jambes.

Autopsie. — Névrite interstitielle des nerfs de la troisième paire, (sclérose très-avancée) des nerfs optiques. Myélite interstitielle, diffuse. Au cerveau, lésions habituelles de la paralysie générale. Méningo-encéphalite diffuse.

B... Remy, 42 ans, cordonnier, a fait des excès fréquents de boissons. En 1863 il commença à éprouver du côté de la vue un peu de faiblesse qui augmente progressivement, mais avec lenteur. En 1867 affaiblissement léger des facultés; changement de caractère. Céphalalgie, crampes dans les jambes. En 1868 attaque apoplectiforme avec paralysie passagère du côté gauche; faiblesse des jambes; rétention d'urine à plusieurs reprises; hésitation de la parole, idées ambitieuses. Le 13 août 1869 il entre au bureau d'examens venant de l'hôpital de la Pitié où d'après le certificat il troublait le repos de la salle.

Les symptômes sont à ce moment un affaiblissement considérable des facultés intellectuelles avec délire ambitieux, de l'embarras de la parole avec tremblement de la langue, des lèvres et des mains ; de l'inégalité pupillaire et abaissement de la paupière supérieure gauche ; de la faiblesse des jambes. Par moment de petites secousses brusques dans les muscles isolés des bras et nerfs des jambes. Eschare profonde au sacrum ; rétention d'urine, fièvre avec redoublement le soir. Ces phénomènes s'aggravent rapidement ; la poitrine s'embarrasse et la mort survient le 26 août.

Autopsie. — Méninges cérébrales épaissies, infiltrées de sang par places, adhérentes en plusieurs endroits des lobes frontaux et sphénoïdaux et de la base : en arrière sur la face inférieure du cervelet et au niveau du bulbe, les membranes ont une teinte verdâtre très-accusée. Les coupes pratiquées sur les différentes parties du cerveau ne montrent de localisation spéciale en aucun point. Les nerfs optiques sont légèrement grisâtres et un peu diminués de volume. Les nerfs moteurs oculaires communs d'une teinte grise gélatineuse sont minces notablement atrophiés. L'épendyme est épaissi : la surface du quatrième ventricule est recouverte de granulations; quelques-unes se montrent aussi sur les ventricules latéraux. La région sacrée et la fin de la région lombaire profondément ulcérées sont recouvertes de matières putrilagineuses demi-liquides, fusant à travers les trous de conjugaison jusque dans le canal rachidien. Les enveloppes médullaires sont verdâtres ; la dure-mère présente par places de larges plaques rouges finement vascularisées; l'arachnoïde et la pie-mère sont épaissies; on voit deux lamelles ossiformes sur l'arachnoïde. Les coupes pratiquées sur la moelle à différentes hauteurs montrent des structures grisâtres rayonnées sur les différents cordons, et une teinte grisâtre un peu plus marquée de chaque côté du sillon postérieur. Les poumons présentent des adhérences pleurales anciennes et de l'engouement à la base et en arrière. Le cœur est mou, flasque : la paroi ventriculaire droite amincie est chargée de graisse. Les reins sont volumineux, jaunâtres au niveau surtout de la substance corticale et de ses prolongements.

Les parois vésicales sont épaisses, la muqueuse est boursouflée et rouge à la base. Le foie d'un volume normal est un peu jaunâtre. L'examen microscopique à l'état frais fait voir dans les préparations provenant des nerfs de la troisième paire un développement considérable du tissu interstitiel strié et onduleux par places, parsemé de noyaux allongés et d'éléments ayant l'aspect de fibro-plastiques.

Les parois vasculaires sont épaissies et couvertes de noyaux.

Sur les préparations colorées par le carmin, on aperçoit de nombreux cylindres d'axe dépourvus de myéline; on trouve dans les préparations et sur les vaisseaux de grosses granulations graisseuses et quelques rares corps granuleux très-irréguliers.

La préparation des nerfs optiques montrent de nombreuses granulations fixes; quelques-unes réunies forment des corps granuleux; les parois des vaisseaux riches en noyaux sont couvertes aussi de granulations, quelques-unes agglomérées par places en amas irréguliers. Les cloisons interstitielles présentent des noyaux assez nombreux ayant en général une forme arrondie; la plupart des tubes paraissent être à l'état normal; on aperçoit quelques rares cylindres d'axe dépourvus de myéline. Dans les préparations de la moelle, on trouve des granulations, des corps granuleux, et une multiplication des noyaux sur les parois vasculaires et dans le tissu interstitiel. Dans le cerveau la multiplication des éléments nucléaires du tissu intellectuel est la lésion la plus apparente. Sur la plupart des capillaires on voit les noyaux infiltrés de granulations.

Réflexions. — Les troubles de la vue ont été les premières manifestations de la maladie chez B.. Remy. Plus tard se sont développés progressivement les symptômes de la paralysie générale avec faiblesse prédominante aux jambes. Il est probable que les nerfs de la troisième paire ont été atteints dès l'origine; leur altération très-avancée le laisse penser : toutefois nous n'avons pu savoir de la famille si dès le début il s'était montré du strabisme, de la paralysie des paupières, de la diplopie. Chez ce paralytique, nous avons en outre trouvé dans les reins, le cœur, les vaisseaux, une altération graisseuse à laquelle les excès alcooliques n'ont pas été certainement étrangers.

Quant au nerf trijumeau, les données sont très-incomplètes : le tégument de la face peut présenter, tantôt une anesthésie, tantôt aussi une hyperesthésie d'intensité variable; souvent aussi la sensibilité n'y a subi ni la moindre obtusion, ni la moindre exagération. C'est d'ailleurs exactement ce qui se passe en général pour les autres points du tégument externe.

Les parties innervées par le nerf facial ont fourni quelquefois au tableau de l'affection des traits plus saillants.

M. Billod a signalé l'abaissement de la partie interne des sourcils, M. Moreau, l'élévation où l'abaissement de leur partie moyenne; d'autres auteurs, la déviation de la bouche et le masque paralytique; on connait aussi la fréquence des contractions fibrillaires des lèvres. M. Linas a observé, très rarement d'ailleurs, la déviation de la luette. Et cependant, il semble qu'on ait bien peu souvent trouvé des lésions indiscutables du nerf trijumeau ou du nerf facial. En attendant de plus amples informations, on est donc surtout porté à admettre, ce qui est loin d'être irrationel, que les troubles dont il s'agit doivent être attribués à l'altération des circonvolutions. En pareille hypothèse, la chute de la paupière qui s'ajoute dans presque tous les cas à la paralysie faciale plus ou moins complète, est dans la règle. En pareil cas aussi, il faut faire remarquer quel haut intérêt, mais aussi quelle extrême difficulté il y aurait à déterminer quelles circonvolutions produisent par leurs lésions tel ou tel de ces troubles.

Le sens de l'ouïe n'est pas toujours indemne; on observe souvent des bourdonnements d'oreille, quelquefois des sifflements ou bruits de torrents et de vagues, rarement des tintements ou des bruits de cloches (Magnan, *Gazette des hôpitaux*,

Ce qui est rare surtout pour ce sens, comme pour les autres, ce sont de véritables hallucinations, des hallucinations systématisées, et pour la raison que nous avons déjà dite plus haut, à savoir la lésion des circonvolutions dans toutes leurs parties, et l'altération des facultés élevées qui sont en jeu dans ces hallucinations systématisées D'ailleurs, il est encore une réserve à faire à l'occasion des nerfs auditifs, réserve qui s'applique à tous les nerfs bulbaires en général, et que nous ferons, après avoir énuméré les particularités cliniques qui ont trait à ceux de ces nerfs bulbaires dont nous n'avons pas encore parlé.

Les troubles de la parole constituent un des symptômes classiques les plus vulgaires de la paralysie générale; cependant il s'en faut que leur mécanisme de production soit bien nettement élucidé. Pour M. Baillarger, cette modification de langage consiste en une hésitation de la parole, résultat d'un état spasmodique auquel participe plus ou moins le système musculaire tout entier. Requin, ajoute M. Baillarger, ne voyait là qu'une lenteur de la prononciation due à l'affaiblissement de l'activité musculaire.

Le plus souvent, cette hésitation, cette lenteur de la parole peut exister un certain temps, surtout au début de la maladie, sans tremblement apparent de la langue, ni des lèvres; on peut facilement ici l'attribuer à la lésion des circonvolutions et aux troubles de la mémoire et de l'idéation qui doivent en être la suite, mais le plus souvent encore, à un moment donné, la gêne de la phonation semble, à première vue, être surtout en rapport avec le tremblement de la langue et des lèvres.

Est-il donc bien sûr que ce tremblement des muscles qui concourent à la phonation tienne à un état convulsif. Sans doute les contractions fibrillaires si fréquemment observées aux lèvres, la persistance pendant un temps variable de la puissance musculaire des membres déjà affectés de tremblement, indiqueraient assez que dans l'encéphalite interstitielle diffuse les tremblements, d'une façon générale, sont le résultat d'un état spasmodique;

mais on sait qu'à l'intégrité de la contractilité des muscles où le tremblement s'observe, succède presque toujours la paralysie réelle. D'autre part, admettre sous réserve la nature convulsive de ce tremblement serait faire trop bon marché de la théorie que M. Charcot a édifiée sur les recherches de M. Marey, et qui donne à penser que ce tremblement pourrait bien être plutôt d'ordre parétique que d'ordre spasmodique ou convulsif, et tenir aussi à la faiblesse de l'agent stimulant.

Il faut dire aussi que cette hésitation, cette lenteur dans la prononciation peuvent être remplacées, surtout à une période avancée, par un bredouillement informe, une presque impossibilité de prononcer le mot le plus facile, et qu'entre les deux extrêmes peuvent s'interposer les modalités les plus diverses.

Il convient surtout de noter que parfois, quoi qu'on en ait dit, il est bien difficile de distinguer le trouble de la parole dans la paralysie générale du trouble correspondant observé dans la sclorose en plaques, ou la paralysie agitante. C'est qu'en effet, comme on l'a vu dans l'évolution de ce phénomène, interviennent probablement, selon les cas, des conditions différentes.

A côté de l'état des circonvolutions et des modifications possibles, bien qu'encore inconnues des noyaux d'origine, il faut placer les altérations que peuvent subir les filets nerveux soit directement, soit plus probablement à la suite de la lésion de la portion voisine de la pie-mère.

Dans nos observations, la pienévrite bulbaire chronique était rarement très-accusée, mais on comprend que, même peu développée, elle puisse exercer sur les nerfs qu'elle enveloppe une action réelle. D'ailleurs on peut la rencontrer très-nettement comme cette inflammation chronique de l'épendyme du quatrième ventricule décrite par

Bayle, et dont MM. Magnan et Mierzejewski ont présenté deux très-beaux exemples à la Société de biologie, à la fin de l'année 1872. Enfin, il faut faire encore cette autre réserve à laquelle nous faisions allusion, à propos des nerfs auditifs.

Dans la paralysie générale, l'inflammation interstitielle diffuse peut parfois envahir le bulbe, comme MM. Magnan et Westphall l'ont vu envahir la moelle ; or, il faudrait encore faire la part de l'influence que cet état du bulbe peut avoir sur les conditions matérielles ou seulement les fonctions des nerfs qui en partent.

L'altération du goût est notée dans bon nombre d'observations ; c'est le plus souvent une simple diminution dans l'acuité du sens. Cependant M. Magnan dit qu'il peut devenir le siége des perversions les plus bizarres.

Souvent aussi la déglutition se fait mal : les malades, plus ou moins fréquemment, avalent gloutonnement ou de travers, et suffoquent au moment du second temps de la déglutition.

Quant au pneumogastrique, on ne peut guère en rapprocher jusqu'à présent qu'une lenteur plus ou moins notable du pouls, chez certains malades ainsi que ces attaques généralement terminales à forme dyspnéique, où la dyspnée est presque à elle seule tout l'accident, et où, en dehors de cette hypothèse, aucune raison ne peut être trouvée, ni dans le système circulatoire ou respiratoire, ni dans une complication à lésion grossière de l'encéphale, ni dans l'état du sang. Combien donc sont nombreux les desiderata de la question.

Voici en quelques mots seulement les données à peu près nettes que nous pouvons formuler d'après l'examen que nous venons de faire.

Grâce à la diffusion considérable de la lésion de la paralysie générale, il est permis de supposer que les troubles fonctionnels des nerfs crâniens qu'on y observe pourront reconnaître différentes conditions d'origine.

Souvent, et toute réserve faite à l'endroit de l'état encore si peu étudié de noyaux de ces nerfs, il semble que ces troubles fonctionnels ne peuvent être rattachés à une lésion notable des filets nerveux, et qu'ils ne s'expliquent alors que par les altérations des circonvolutions.

Dans d'autres cas, généralement les plus accentués, et surtout à une période avancée de la maladie, on constate une véritable modification de ces filets nerveux consistant en une sclérose et une atrophie plus ou moins considérable.

Tantôt il paraît surtout probable que cette sclérose atrophique est subordonnée au processus d'inflammation chronique de la pie-mère qui environne et enveloppe les nerfs crâniens.

Tantôt on peut admettre que la névrite se développe en même temps que l'encéphalite et parallèlement, montrant quel degré d'extention peut atteindre cette sclérose nerveuse, qui est un des éléments anatomiques fondamentaux de la paralysie générale progressive.

Paris. — A. Parent, imprimeur de la Faculté de Médecine, rue Mr-le-Prince, 31

www.ingramcontent.com/pod-product-compliance
Ingram Content Group UK Ltd.
Pitfield, Milton Keynes, MK11 3LW, UK
UKHW020422220726
13923UKWH00005B/2110

9 782019 650148